AF401322

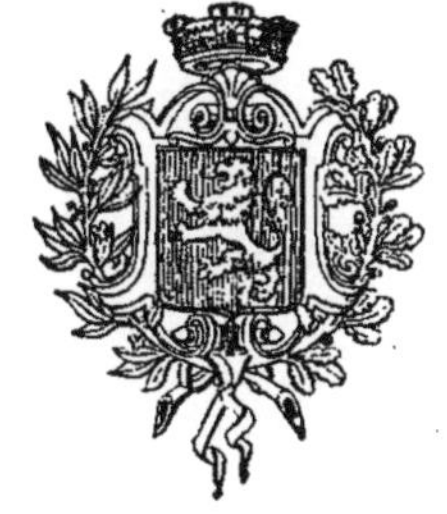

DE LA

DOUGLASSITE

ESSENTIELLE

PAR

le Dr Jean-Baptiste HUSSENSTEIN

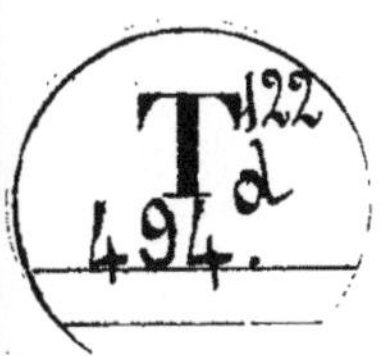

ÉDITEURS

A. STORCK | G. MASSON
LYON | PARIS

1895

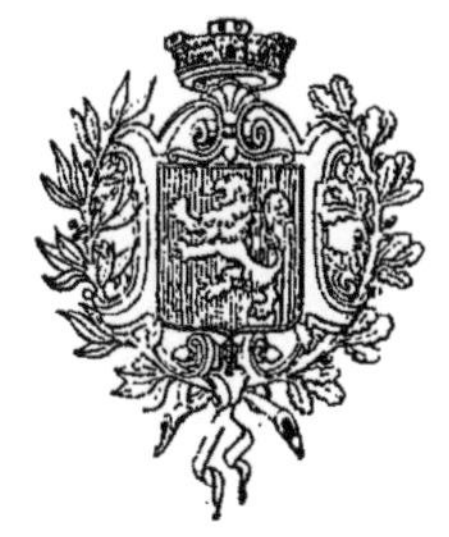

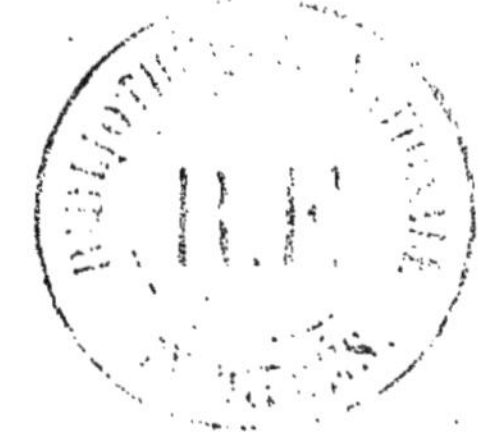

DE LA

DOUGLASSITE

ESSENTIELLE

PAR

le Dr Jean-Baptiste HUSSENSTEIN

ÉDITEURS

A. STORCK   G. MASSON

LYON   PARIS

1895

AVANT-PROPOS

C'est sous l'inspiration de M. le professeur agrégé Condamin que nous avons entrepris cette étude. Pendant une année entière, il n'a cessé de nous témoigner une bienveillance dont nous sommes confus, et il ne nous a ménagé ni son temps, ni ses conseils pour nous permettre de mener à bien ce modeste travail. Qu'il veuille bien recevoir ici l'expression de nos plus sincères remerciements.

M. le professeur Poncet a droit à notre plus vive gratitude pour le grand honneur qu'il nous fait en acceptant la présidence de cette thèse.

Il nous est aussi très doux de pouvoir remercier, en cette occasion, ceux de nos maîtres qui nous ont témoigné quelque intérêt pendant notre séjour à l'Ecole.

Enfin, que nos camarades de promotion croient à notre plus vive sympathie.

J.-B. HUSSENSTEIN.

1

CHAPITRE PREMIER

Préliminaires. — |Définition

Jusqu'à ces derniers temps, on n'avait point désigné sous un terme générique ni décrit d'une façon nette les inflammations limitées au cul-de-sac de Douglas : cela tient peut-être aux divergences d'opinion des auteurs sur les inflammations des tissus et des organes péri-utérins. Depuis longtemps déjà, les gynécologues discutent la question des inflammations circum-utérines sans jamais pouvoir bien s'entendre. La plus grande obscurité a régné, jusqu'à une époque récente, sur ce qui touche aux causes de l'inflammation péri-utérine et plus particulièrement aux tissus atteints.

Nonat (1) décrit le phlegmon péri-utérin, affection dans laquelle le péritoine n'était pas touché.

Gallard (2) localisait l'inflammation non seulement entre les feuillets du ligament large, mais encore dans la

(1) NONAT : *Gazette des Hôpitaux,* 1850, p. 87, 110 et 129.

(2) GALLARD : *De l'inflammation du tissu cellulaire qui entoure la matrice,* thèse, Paris, 1855.

portion sus-vaginale du col surtout en arrière, comme une bague dont le chaton serait dirigé vers le cul-de-sac de Douglas ; ici encore le péritoine était intact.

Bernutz et Goupil (1) démontrent par des autopsies que le péritoine est principalement atteint dans les inflammations pelviennes. Ils soutiennent que les tumeurs qu'on sent étroitement accolées à l'utérus sont le résultat d'adhérences péritonéales et ne sont jamais le fait de la cellulite ; il n'admet pas le phlegmon péri-utérin de Gallard.

Aran (2) pensait que ces petites tumeurs étaient, au contraire, de la cellulite, tandis que des tumeurs plus volumineuses étaient constituées par des adhérences péritonéales.

C'est au milieu de cette confusion que Virchow (3), en 1862, créa les termes de paramétrite pour indiquer l'inflammation du tissu cellulaire qui entoure l'utérus et de périmétrite pour indiquer les inflammations du péritoine pelvien péri-utérin.

Mathews Duncan (4) épouse les idées de Virchow et base sur elles son ouvrage sur les inflammations pelviennes.

Dès lors, les auteurs anglais et allemands admettent, en général, ces deux termes de paramétrite et de périmétrite, en en modifiant parfois la signification primitive.

Emmet (5) dit, au contraire, que « les expressions de

---

(1) BERNUTZ et GOUPIL : *Maladies des femmes*, 1860.

(2) ARAN : *Maladies de l'utérus*, 1856.

(3) VIRCHOW : *Archives*, 1862.

(4) M. DUNCAN : *Gaz. London*, 1879.

(5) EMMET : *La Pratique des maladies des femmes*, 1887.

paramétrite et de périmétrite ne sont pas applicables, car elles n'expriment qu'une distinction théorique, et on ne peut les séparer cliniquement. On ne peut concevoir que l'inflammation d'une portion quelconque du péritoine pelvien puisse exister sans que le tissu cellulaire qui est en rapport avec lui soit atteint. Une inflammation locale peut être déterminée par le contact de matériaux solides ou liquides s'échappant de l'utérus ou de ses annexes.; la péritonite pelvienne, qui se produit dans ce cas, ne peut exister seule, mais doit rapidement comprendre le tissu cellulaire qui est à proximité. » Il accorde une grande importance à la cellulite des ligaments larges et utéro-sacrés.

Schultze (1) décrivit, sous le nom de paramétrite postérieure, une affection constituée exclusivement par la rétraction des liagments utéro-sacrés, attirant le col en haut et en arrière et amenant de l'antéflexion utérine, puis consécutivement, par le relâchement de ces ligaments, favorisant la rétroversion.

Les gynéocologues français actuels (Pozzi, P. Delbet, etc.) prétendent que l'inflammation du tissu cellulaire péri-utérin et du péritoine est toujours secondaire à une lésion des trompes, qu'elle se propage par continuité de tissus, qu'il y a toujours salpingite avant périmétrite.

Or, nous allons nous efforcer de démontrer par ce qui suit qu'il peut exister des lésions inflammatoires chroniques du tissu cellulaire, des ligaments péri-utérins et du péritoine rétro-utérin, les annexes étant absolument saines.

____

(1) SCHULTZE : *Traité des déviations utérines*, 1884.

C'est ce complexus morbide que M. le professeur agrégé Condamin a désigné sous le nom bien caractéristique de Douglassite essentielle, parce que c'est seulement dans le Douglas que se déroulent tous les phénomènes inflammatoires, et là seulement que le toucher indique des lésions. Et ce n'est pas là une simple vue théorique ou une erreur de diagnostic, puisque dans les quatre premières observations relatées in extenso à la fin de ce travail, on a, après laparotomie, constaté l'intégrité des annexes, rompu les adhérences cicatricielles qui sillonnaient le Douglas, remis les annexes en place et pratiqué l'hystéropexie.

Il existe aussi une Douglassite compliquée de lésions annexielles, et cette variété est de beaucoup la plus fréquente, car on sait combien il est commun de voir les annexes malades prolabées dans le Douglas et y contracter des adhérences avec les organes voisins (face postérieure de l'utérus, des ligaments larges, face antérieure du rectum, anses intestinales). Mais nous ne nous occuperons point de cette dernière variété qui n'offrirait à une description que peu de faits nouveaux et intéressants.

La Douglassite essentielle se manifeste exclusivement par des brides sillonnant le plancher du cul-de-sac postérieur en plus ou moins grand nombre, attirant l'utérus en rétroposition ou en rétroflexion ; puis par la rétraction plus ou moins considérable des ligaments utéro-sacrés, et comme ces ligaments s'insèrent au niveau de l'isthme, il se forme en cet endroit une coudure qui amène bientôt une antéflexion utérine.

Ce syndrome morbide diffère donc beaucoup de la paramétrite des auteurs anglais et allemands, terme qui ne désigne rien de bien déterminé et qui, pour les uns, signifie inflammation du tissu cellulaire péri-utérin (dont l'existence d'ailleurs a été mise en doute par les recherches anatomiques de plusieurs auteurs, P. Delbet entre autres) pouvant gagner le tissu cellulaire des parois du petit bassin, et qui, pour les autres, désigne une exsudation séreuse ou purulente rétro-utérine avec suppuration du tissu cellulaire péri-utérin et lésions annexielles.

La Douglassite essentielle se rapproche en beaucoup de points de la paramétrite postérieure de Schultze, mais en diffère cependant en ce que celle-ci est caractérisée, selon l'auteur allemand, tantôt par un relâchement, tantôt par une rétraction des ligaments utéro-sacrés, que le tissu cellulaire péri-utérin semble jouer un grand rôle et que le péritoine qui tapisse le Douglas paraît rester indemne. Le mot de paramétrite postérieure est vague ; il indique seulement que le tissu cellulaire para-utérin est pris, tandis que le terme de Douglassite montre bien que le siège des lésions est limité à la cavité de Douglas, sans faire de distinction entre l'inflammation du tissu cellulaire et de la séreuse péritonéale qui sont généralement atteints en même temps.

Ces préliminaires posés, nous allons entamer l'étude de la Douglassite essentielle par quelques considérations anatomiques et physiologiques sur la cavité de Douglas.

CHAPITRE II

—

Anatomie et physiologie de la cavité de Douglas. — Ses limites. — Ses rapports. — Ligaments utéro-sacrés et utéro-lombaires.

On désigne sous le nom de cavité de Douglas l'arrière-fond de l'invagination que forme le péritoine entre le rectum et l'utérus. Cette cavité est profonde de quatre ou cinq centimètres. Du col utérin, sur sa face postérieure, et à peu près au niveau de l'isthme, se détachent les puissants faisceaux fibro-musculaires dits ligaments utéro-sacrés ; de là ceux-ci se portent en arrière et en haut, contournant les parties latérales du rectum et viennent s'attacher sur la troisième, la deuxième ou la première vertèbre sacrée. Quelquefois ils s'élèvent jusqu'à la cinquième lombaire, d'où le nom de ligaments utéro-lombaires que leur avait donné Huguier. Chaque ligament utéro-sacré revêt l'aspect d'un repli falciforme. La face supérieure de ce repli se continue avec le feuillet postérieur du ligament large ; la face inférieure répond à la partie moyenne du rectum. Du côté externe, le ligament utéro-sacré se continue avec le ligament large et avec le feuillet péritonéal qui revêt les parois du bassin. Le bord interne des deux ligaments détermine une ouverture ovalaire qui embrasse le rectum et forme la limite supérieure du cul-de-sac de Douglas.

Ces replis falciformes ont pour effet de diviser le cavum rétro-utérin en deux compartiments : l'un, ou cul-de-sac recto-utérin proprement dit, est vaste, recevant une partie du colon pelvien et quelquefois des anses d'intestin grêle. Il forme un plan incliné du côté du bassin et loge l'ovaire ; l'autre, très réduit, s'étendant des ligaments utéro-sacrés à la paroi postérieure du vagin, est généralement vide à l'état normal : c'est le cul-de-sac de Douglas. Il est le point le plus déclive de la cavité péritonéale, c'est là que viennent tomber tous les liquides exsudés dans le petit bassin, en arrière des ligaments larges (sérosité, pus, sang). Aussi est-ce la raison d'être de toutes les opérations qui se pratiquent par la voie vaginale ; les trompes et les ovaires sont-ils emflammés, ils tombent généralement dans le Douglas par où on peut facilement les atteindre et les enlever ; quelques gouttes de pus ou de sang se sont-elles répandues dans la cavité du 'petit bassin, elles viennent se collecter dans le cul-de-sac postérieur d'où une ponction pourra les extraire facilement.

La cavité de Douglas est virtuelle : le péritoine est, à cet endroit, à l'utérus ce que la plèvre est au poumon, c'est la séreuse de la matrice, puisqu'elle permet tous les mouvements de celle-ci, mouvements si variés et si fréquents à cause du voisinage de la vessie et du rectum qui, par leur distension ou leur vacuité repoussent l'utérus tantôt en avant, tantôt en arrière.

Le péritoine qui tapisse ce cul-de-sac n'a pas de propriétés inflammatoires bien vives et du pus peut, sans provoquer de péritonite généralisée, y séjourner pendant longtemps et même y être résorbé. Cette séreuse ne réagit que par la formation d'adhérences cicatricielles, différant en cela des portions supérieures du péritoine, de celui des régions sus et sous-ombilicale par exemple, si vivement influencé par la moindre infection ou le moindre traumatisme. Il semble qu'à mesure qu'il descend dans la cavité abdominale, le péritoine offre une susceptibilité inflammatoire de moins en moins grande.

La structure des ligaments utéro-sacrés permet aussi de comprendre leur inflammation et consécutivement leur rétraction cicatricielle à la suite des inflammations utérines et péri-utérines. Ces ligaments sont formés par deux feuillets péritonéaux interceptant entre eux des fibres musculaires lisses puissantes qui se continuent en avant avec celles de l'utérus et du vagin, et en arrière se terminent quelques-unes sur le rectum, les autres sur la colonne sscrée. Ces fibres lisses baignent dans une atmosphère celluleuse assez épaisse, au sein de laquelle cheminent de nombreux vaisseaux, surtout des veines et des lymphatiques qui réunissent le réseau vasculaire du rectum et celui de l'utérus, d'où la possibilité d'une infection se propageant du rectum à ce tissu ligamenteux. Ce tissu conjonctif renferme aussi de nombreux lymphatiques et un riche lacis de fibres nerveuses provenant du plexus hypogastrique, ce qui explique les douleurs intolérables qu'éprouvent pendant la marche les malade atteintes de rétraction de ces ligaments. D'après

Schultze (1), « l'action des éléments contractiles et élas-
tiques des plis de Douglas est celle-ci : ils fixent le col à
la paroi pelvienne postérieure et l'en approchent. Dans la
situation debout, les plis de Douglas partant de l'utérus se
dirigent en haut et en dehors. » A l'état normal, ces
ligaments permettent à l'utérus une grand mobilité, et
celui-ci peut facilement se porter en arrière lors de la
réplétion de la vessie, en avant lors de la réplétion du
rectum ou en haut lorsque ces deux organes sont remplis.
D'ailleurs, à l'état normal, ces ligaments ne sont pas
tendus, l'utérus ne tire pas sur eux de tout son poids,
soutenu qu'il est également par les ligaments ronds et
larges, et on ne les sent pas au toucher.

Nous verrons plus loin quelles modifications apporte à
la statique utérine la rétraction de ces ligaments.

(1) SCHULTZE : *Traité des déviations utérines*, trad. Herrgott, 1884.

ÉTIOLOGIE ET PATHOGÉNIE

La pathogénie de la Douglassite essentielle est celle
même des brides paramétritiques et de la rétraction des
plis de Douglas, l'antéflexion utérine n'étant que la con-
séquence de ces lésions aussi bien que la rétroposition
du col ou la rétroflexion adhérente.

Contrairement à l'opinion de Schultze (1), ces modifications pathologiques dépendent très souvent de l'état
puerpéral, et dans la plupart des observations de Douglassite qui terminent ce travail, on a vu les douleurs survenir
quelque temps après un accouchement, et souvent après
un avortement. Les déchirures les plus légères du vagin,
du périnée, du col utérin, sont autant de portes ouvertes
à l'infection, et sont d'une fréquence extrême. Deux ou.
trois jours après les couches, il se produit chez beaucoup
de femmes un léger mouvement fébrile que l'on met sur
le compte de la fièvre de lait ; cette fébricule n'est que le
signe d'une infection légère, qui n'arrive pas à la suppuration. Il se produit de la lymphangite péri-utérine, qui
se propage jusque dans les lymphatiques de la séreuse et
le péritoine réagira par la formation d'adhérences.

De Sinety (2) a signalé des inflammations du tissu

(1) Schultze : *Id.*
(2) de Sinety : *Pro;rès médical*, 1882.

conjonctif circum-utérin, qui sont plutôt une sorte d'œdème inflammatoire disparaissant en peu de jours sans amener de phénomènes bien appréciables pour les femmes, qui viennent rarement consulter à ce sujet. Ces lésions, exsudatives plutôt que suppuratives, aboutissent à des infiltrations plastiques du tissu cellulaire péri-cervical et des ligaments de Douglas, et aboutissent à la rétraction cicatricielle de ces derniers. La périmétrite succède bientôt à la paramétrite, et le péritoine qui tapisse le Douglas forme des adhérences solides entre l'utérus et le rectum. D'ailleurs, dans toutes les inflam-mations utérines, le cul-de-sac rétro-utérin est toujours atteint en premier lieu (P. Delbet).

Comme le Douglas forme le point le plus déclive de la cavité pelvienne, c'est dans cette espèce de poche rétro-utérine que viennent s'accumuler tous les liquides exsudés dans le petit bassin. Aussi, les brides qui remplissent le Douglas reconnaissent-elles souvent pour cause une hématocèle, non point de ces hématocèles à grand fracas, résultant de la rupture d'un kyste fœtal extra-utérin, et pour lesquelles une opération par la voie vaginale est nécessaire, mais ces hématocèles minuscules, comme les appelle Pozzi, qui surviennent fréquemment aux époques cataméniales, à l'occasion d'un simple refroi-dissement.

« Ces troubles menstruels, dit Vanderhaghen (1), se traduisent le plus souvent par un arrêt de l'écoulement sanguin et par des douleurs plus ou moins vives du côté de l'abdomen. »

(1) VANDERHAGHEN : Th. Paris, 1894.

La trompe, sous l'action du froid, semble se rétracter, le pavillon ne s'applique plus exactement sur l'ovaire, et quelques gouttelettes de sang tombent dans le Douglas. Ce sang, qui est stérile, ou bien est résorbé entièrement, et ne laisse aucune trace de son passage, ou bien le péritoine réagit contre ce corps étranger par une exsudation plastique plus ou moins abondante. Cet exsudat fibrineux s'organise et agglutine entre elles les parois du Douglas.

Dans les paramétrites aiguës bénignes, l'exsudat, qu'il soit séreux ou purulent, mais qui n'existe toujours qu'en faible quantité, produit encore une irritation locale du péritoine qui réagit par la formation d'adhérences, enkystant le liquide exsudé s'il n'a été déjà résorbé.

Les métrites sont encore un facteur important des inflammations paramétritiques et de celles de la séreuse de Douglas. Les germes transportés non par la voie tubaire, mais par les couches muqueuse et musculeuse de l'utérus arrivent dans le réseau lymphatique péri-utérin, puis de là, dans le paramétrium où ils donnent lieu soit à des phlegmons, soit à de simples engorgements facilement résorbés (Vanderhaghen). Dans ce dernier cas, les lymphatiques de la région du cul-de-sac de Douglas infectent le péritoine qui recouvre celui-ci « par les nombreuses anastomoses qui les relient aux réseaux lymphatiques sous-séreux et sous-péritonéal. » Le péritoine s'enflamme rapidement, et il se forme des adhérences entre les parois du cul-de-sac, quelquefois entre la face postérieure de l'utérus et le cul-de-sac, amenant une rétroflexion irréductible ; les puissants ligaments utéro-sacrés sont fréquemment rétractés d'une façon considérable.

Il peut aussi arriver (Schultze) que, dans la constipation si fréquente chez les femmes, le passage d'un bol fécal dur, tiraillant fréquemment les plis de Douglas, puisse produire des rhagades de la paroi rectale, portes ouvertes pour l'inflammation des tissus péri-utérins et causer des paramétrites à marche chronique avec rétraction consécutive des ligaments utéro-sacrés et formation d'adhérences inter-utéro-rectales par irritation du péritoine péri-rectal et péri-utérin. Peut-être ces infections se font-elles par continuité lymphatique de l'utérus et du rectum; il existe en effet de nombreux lymphatiques allant de l'un à l'autre de ces organes.

Anatomie pathologique

Le processus chronique de la Douglassite essentielle
consiste, nous l'avons vu, dans la rétraction des ligaments
utéro-sacrés et dans les adhérences périmétritiques occu-
pant le plancher du Douglas. Il est probable que le tissu
cellulaire sous-péritonéal qui entoure l'isthme de l'utérus
n'est guère intéressé à cause de son peu de développement,
outre que la plupart des gynécologues français actuels
nient son existence.

Les lésions se trouvent surtout dans le tissu cellulaire
des ligaments suspenseurs de l'utérus, et en particulier,
dans le cas qui nous occupe, dans le tissu connectif qui,
avec un grand nombre de fibres musculaires lisses, forme
la trame des replis de Douglas. Et ce n'est pas dans ce
tissu cellulaire seulement que se cantonnent les phénomènes pathologiques, comme le croient tous ceux qui
admettent l'existence de la paramétrite, et surtout de la
paramétrite postérieure (Schultze), mais comme le dit
Emmet (1), l'inflammation du tissu cellulaire retentit toujours sur le péritoine pelvien qui le recouvre. Mais, comme
les altérations du tissu cellulaire paramétritique sont diffé-
rentes de celles de la séreuse pelvienne, nous étudierons

(1) Emmet : *La Pratique des maladies des femmes*, 1887.

les brides paramétritiques, représentées surtout par la rétraction des replis de Douglas, puis les adhérences périmétritiques (Roland) (1) plus ou moins solides qui existent dans ce cul-de-sac.

Brides de paramétrite. — Sous l'influence de l'inflammation, « le tissu conjonctif contenu dans les replis falciformes s'infiltre d'un exsudat gélatineux avec production plus ou moins abondante de petites cellules. C'est à cette période que répondent les petites tumeurs paramétritiques que l'on sent parfois accolées à l'utérus. Mais, lorsque la maladie n'arrive pas à la suppuration, ce qui est souvent le cas, ces masses exsudatives peuvent longtemps rester stationnaires ; puis, à la longue, il se produit dans leur épaisseur une stase veineuse », suivie de la rétraction cicatricielle et d'une atrophie extrême du tissu conjonctif qui, en revenant sur lui-même, entraîne à sa suite l'utérus et le fixe définitivement dans une position vicieuse. Dans le cas particulier, d'après ce que nous avons vu de l'action normale des ligaments de Douglas, l'isthme est attiré en haut et en arrière si les deux replis falciformes participent également à l'inflammation, ou bien il se produit une torsion latérale de l'utérus si un seul de ces ligaments est rétracté ou si l'un est plus rétracté que l'autre. « Toutefois, quand l'affection suppure, la déviation peut se produire également, car alors les pertes de substance du tissu cellulaire sont remplacées par un tissu de cicatrice capable de se rétracter. » (Schrœder, *loc. cit.*).

Ce tissu cellulaire intra-ligamenteux qui, d'après

____

(1) ROLAND · *Traitement des rétrodéviations utérines*. Th. Lyon. 1888.

Emmet, est beaucoup plus abondamment fourni de vaisseaux et de nerfs que ne l'est l'utérus à l'état de vacuité, s'enflamme très facilement, aussitôt que, sur les organes génitaux, existe une porte ouverte à l'infection.

Adhérences du cul-de-sac. — Le siège à peu près exclusif des lésions dans le Douglas, facile à comprendre lorsque l'inflammation est propagée par la trompe, dont le pavillon est normalement en arrière du ligament large, n'a pas encore reçu d'explication satisfaisante dans les cas de Douglassite simple. Peut-être, dit Delbet, la trouvera-t-on dans une disposition particulière des lymphatiques.

Les néo-membranes inflammatoires qui se forment dans le cul-de-sac rétro-utérin unissent la face postérieure du col et de l'isthme, quelquefois le corps utérin au rectum et au sacrum, déterminant ainsi parfois de la rétroposition et de la rétroflexion utérines, comme nous en relatons un cas dans l'observation I.

De quelque façon que se propage l'inflammation, le péritoine réagit par la formation d'adhérences. « Il se produit au début, d'après Vanderhaghen (1), une infiltration d'éléments embryonnaires dans la séreuse, avec exsudation d'un liquide séro-fibrineux qui s'épanche dans la cavité pelvienne et agglutine les organes entre eux ; bientôt ce liquide s'organise, la fibrine se condense ; des deux surfaces naissent des bourgeons qui vont à la rencontre l'un de l'autre et finissent par se souder intimement ; des vaisseaux de nouvelle formation les pénètrent, mais rarement assez volumineux pour que leur déchirure

---

(1) Vanderhaghen : Th. Paris 1894.

J.-B. Hussenstein   3

amène une hémorrhagie de quelque gravité. La plupart même de ces adhérences ne présentent point de vaisseaux visibles à l'œil nu, et au microscope, on n'en trouve qu'un petit nombre. Toutes ces adhérences sont presque uniquement composées d'un admirable réseau lymphatique qui, d'après Poirier, n'est que le prolongement des réseaux du péritoine utérin. »

Il serait intéressant de savoir s'il existe dans ces brides et dans les ligaments de Douglas des filets nerveux ; il est probable qu'il en existe, et même un très grand nombre, autrement on ne comprendrait pas les douleurs violentes qu'éveille la moindre pression sur ces organes. Ces filets nerveux comprimés par la gangue cicatricielle du tissu conjonctif dans laquelle ils sont plongés sont certainement la cause des douleurs si vives qui caractérisent la Douglassite.

Ces adhérences membraneuses peuvent relier d'une façon intime et sur une grande étendue l'utérus et le rectum, en effaçant plus ou moins complètement le cul-de-sac de Douglas. Leur solidité varie en raison directe de leur ancienneté.

Lorsque ces adhérences sont récentes, dit Schroeder, elles sont parfois si minces et si ténues que les organes semblent être reliés entre eux par des toiles d'araignée, Elles se laissent distendre et déchirer sans beaucoup de peine.

A une période plus avancée, ces adhérences sont résistantes, présentent une disposition stratifiée, et ont parfois une teinte nacrée ; elles finissent par devenir un tissu assez dense.

Parfois, elles laissent suinter un exsudat de sérum jaunâtre qui s'encapsule au milieu des fausses membranes et qui peut être résorbé ou former de petits kystes séreux.

Les annexes peuvent parfois être attirées et retenues dans le Douglas par des adhérences sans qu'aucune lésion primitive ait intéressé ces organes. En effet (et c'est ce qui arrive dans la Douglassite simple), si le péritoine est infecté par la voie lymphatique, et non par la voie tubaire, les trompes et les ovaires, déviés par la rétraction, peuvent être parfaitement sains. C'est ce que l'on peut constater au cours de certaines laparotomies pour hystéropexie, dans lesquelles, après avoir rompu les adhérences rétro-utérines et celles des annexes, et amené celles-ci dans la plaie, on les reconnaît parfaitement saines et on les replace dans la cavité abdominale; puis on suture l'utérus à la paroi abdominale, et les fonctions des annexes, entravées par les brides cicatricielles qui les enserraient, reprennent leur cours normal, en même temps que les douleurs dues aux tiraillements et aux pressions exercées sur ces brides disparaissent également.

Lucas-Championnière (1) avait déjà rencontré de ces cas où, après laparotomie, il s'était contenté de rompre les adhérences rétro-utérines, et, ayant trouvé les annexes parfaitement saines, avait refermé le ventre sans autre intervention. Malheureusement, après cette opération, la guérison n'est pas toujours de longue durée; les brides se reforment, accompagnées d'antéflexion ou de rétroflexion adhérente; et nous verrons plus loin, à propos du traitememt, qu'il est nécessaire de faire suivre cette rupture d'adhérences d'une hystéropexie abdominale, qui, seule, peut maintenir l'utérus en bonne position.

(1) Lucas-Championnière : *Bullet. et Mém. Soc. Chirurg.*, 1888.

Le symptôme prédominant de la Douglassite essentielle, celui qui décide les malades à venir consulter,
c'est la douleur, douleur lancinante, siégeant dans les
lombes, dans la région hypogastrique, souvent avec irra-
diations dans les cuisses.

Ces phénomènes pénibles disparaissent ou diminuent
sensiblement par le repos dans le décubitus horizontal,
tandis qu'ils sont exagérés par la marche et la station
debout. Dans les cas bénins, cette douleur est tolérable,
mais d'autres fois, les malades ne peuvent faire quelques
pas sans être obligées de s'asseoir; il leur est impossible
de monter un escalier, d'aller en voiture ou de marcher
sur un sol raboteux. Beaucoup sont obligées de cesser
l'exercice de leur profession quand celle-ci exige une
certaine fatigue, tant leurs souffrances sont vives.

C'est qu'en effet, dans la marche ou la station debout,
l'utérus et le paquet intestinal qui presse sur lui tirent
de tout leur poids sur les brides inflammatoires qui
encombrent le Douglas et sur les ligaments utéro-sacrés
rétractés qui, certainement, renferment un riche plexus
nerveux. La pression du doigt sur le cul-de-sac postérieur
occasionne les mêmes douleurs. Dans une observation
publiée à la fin de ce travail, le toucher était si douloureux

que le médecin qui avait, en ville, examiné la malade dont il s'agit crut à la présence d'un névrome existant dans le Douglas. M. Goullioud qui l'opéra ne trouva que le ligament utéro-sacré gauche épaissi et induré.

La défécation exagère aussi les souffrances. Nous avons vu que les ligaments utéro-sacrés offrent à l'état normal une courbure assez prononcée dans laquelle passe le rectum. A la suite d'une inflammation ces replis deviennent rigides; leur disposition falciforme s'efface et le rectum, enserré par eux, est considérablement réduit de calibre; lorsque la matrice, par suite d'adhérences dans le Douglas, est en rétroflexion, elle augmente encore cette sténose par la pression du corps utérin sur le rectum. Lors du passage des matières, il se produit des tiraillements sur les replis de Douglas et sur la gangue fibreuse cicatricielle qui remplit le cul-de-sac, en provoquant de violentes souffrances; aussi les malades reculent-elles le plus possible le moment de la défécation, d'où la fréquence d'une constipation qui ne fait qu'augmenter les douleurs quand un bol fécal dur vient à être expulsé. Dans les cas légers, la douleur précède la défécation et n'est vive que lorsque de grosses masses sont expulsées; parfois les épreintes ne se produisent qu'après. Selon Schultze, la sténose du rectum aurait une fois été telle qu'une colotomie aurait été nécessaire pour empêcher un iléus de conduire à une issue fatale. Ces cas sont heureusement très rares.

Des troubles de la miction existent aussi dans la plupart des cas sous forme de ténesme vésical et d'envies fréquentes d'uriner avec souvent une sensation de brûlure dans le canal. Ces troubles douloureux résultent probablement de la pression exercée sur la vessie par le corps de l'utérus en antéflexion, peut-être aussi de troubles nerveux réflexes si fréquents dans les affections utérines.

Le coït est également très douloureux, l'appétit sexuel étant le plus souvent entièrement conservé.

La dysménorrhée est constante : les douleurs qui ont le caractère de contractions utérines commencent souvent plusieurs jours avant les règles et persistent pendant l'écoulement menstruel, qui dure généralement plus longtemps que de coutume, et diminuent ensuite.

La stérilité est aussi la règle : il faut tenir compte ici des entraves apportées à la cohabitation par l'affection elle-même, mais surtout de l'obstacle apporté au contact de l'ovule et du sperme par la flexion utérine consécutive à la Douglassite (Schultze). Il est évident que la fécondation peut se faire tant que l'ovaire n'est pas dégénéré, les trompes perméables, que l'endométrite n'atteint pas toute la surface utérine. Mais dans les cas où la fécondation se produit, la grossesse est souvent interrompue de bonne heure; le développement de l'utérus gravide étant considérablement gêné par les adhérences qui l'immobilisent.

Les symptômes objectifs sont fournis par le toucher. On sent le col haut, attiré du côté du sacrum quand des brides nombreuses le fixent à la paroi rectale, ou bien on sent l'orifice du col en avant quand il n'existe guère que de la rétraction des ligaments de Douglas. M. Condamin, dans le cas de Douglassite, a préconisé un procédé qui consiste à introduire deux doigts dans le vagin ; on accroche, avec l'index, la lèvre postérieure du col et on cherche à l'attirer en avant, pendant que le médius, plongeant dans le cul-de-sac rétro-utérin, explore le Douglas.

Quand il existe de la Douglassite, la moindre traction du col en avant est très douloureuse, et le médius sent alors dans le cul-de-sac les ligaments utéro-sacrés comme deux cordons qui partent de chaque côté du col et qui offrent une sensibilité spéciale. Parfois aussi des brides péritonéales sillonnent en si grand nombre le Douglas, qu'il est très difficile de faire remonter son doigt à la partie postérieure du col et que le Douglas est presque effacé. Tout mouvement un peu violent imprimé à la matrice arrache des cris aux malades.

Le diagnostic différentiel doit se faire surtout avec la Douglassite compliquée de lésions annexielles, ce qui est le cas le plus fréquent. S'il y a de la salpingite, à quelque degré que ce soit, on sentira soit de l'empâtement des culs-de-sac latéraux, soit un petit cordon douloureux à la pression qui n'est autre que la trompe enflammée.

L'antéflexion est une *complication* très fréquente de la Douglassite essentielle ; la rétraction des ligaments utéro-sacrés attire l'isthme vers la concavité du sacrum et en haut (la hauteur du vagin semble augmentée). Si le ligament d'un côté est plus rétracté que son congénère du côté opposé, il se produit une torsion de l'utérus sur lui-même. Les plis de Douglas s'insérant au niveau de l'isthme, leur froncement amène la flexion de l'utérus en avant ; si celle-ci dure un certain temps, il se produit un éperon qui peut oblitérer entièrement l'orifice cervico-utérin. Cependant l'utérus, quoique coudé depuis longtemps, a gardé la flexibilité et peut être redressé immédiatement, comme le prouvent les observations d'hystéropexie où, immédiatement après l'opération, on sentait par le toucher la matrice en position normale.

Si les brides qui tapissent le plancher du Douglas sont tellement nombreuses qu'elles attirent en arrière le col tout entier, le corps utérin se mettra en antéversion.

Parfois aussi on observe de la rétroflexion adhérente, le corps de l'utérus étant retenu dans le cul-de-sac rétro-utérin par des brides souvent très solides. Nous en relatons une observation à la fin de ce travail.

TRAITEMENT

Le traitement peut se diviser en médical et chirurgical.

Les moyens médicaux ne peuvent servir que d'adjuvants au traitement chirurgical, mais n'amènent jamais par eux-mêmes la guérison.

On a préconisé les pilules bleues comme favorisant la résorption du tissu fibreux qui constitue les adhérences.

Les injections chaudes, préconisées par Emmet, Schrœder, etc., peuvent également être employées comme décongestionnants dans la paramétrite postérieure. Les grands bains (Schultze) agissent dans le même sens.

On conseillera vivement l'emploi des laxatifs afin d'empêcher la coprostase qui augmente les douleurs ; de plus, l'expulsion d'un bol fécal dur et volumineux, en tiraillant les ligaments utéro-sacrés douloureux, est très redoutée des malades qui favorisent ainsi une constipation fâcheuse pour elles. M. Condamin recommande vivement dans ce cas les grands lavements d'huile, à la façon de Küssmaul, qui, dans ce cas, agissent surtout mécaniquement.

Le repos pendant les règles est aussi à recommander, la congestion menstruelle, augmentée par la fatigue, occasionnerait un redoublement des douleurs.

Nous ne préconiserons point l'électricité faradique que

Régnier (1) a employée dans le traitement des déviations utérines. Il dit, cependant, avoir obtenu de bons résultats dans trois cas d'antécourbure consécutive à la paramétrite postérieure en appliquant un des électrodes constitué par un hystéromètre introduit dans la cavité utérine, l'autre électrode étant représenté par une large plaque appliquée à la région sacrée.

Les deux modes de traitement les plus importants au point de vue qui nous occupe sont la columnisation et le massage, qui parfois peuvent amener la guérison complète des malades atteintes de Douglassite simple.

Il n'entre point dans le cadre de ce travail de décrire la technique de ces deux opérations, technique qui a été bien exposée dans divers travaux récemment parus (2). Nous examinerons seulement les indications et les résultats de ces deux méthodes de traitement dans la Douglassite essentielle.

La columnisation, qui consiste à entasser dans le cul-de-sac postérieur des tampons imbibés de glycérine iodoformée ou une éponge trempée dans la pétrobaseline iodoformée et réduite de volume, peut être considérée comme un massage permanent, en ce sens que les tampons ou l'éponge étirent pendant tout leur séjour dans le Douglas les brides cicatricielles qui sillonnent ce dernier et les ligaments sacrés rétractés. Ils servent de support à l'utérus et rendent la marche moins douloureuse ; ils dispensent les malades du séjour au lit. La glycérine qui

(1) Régnier : *Gaz. des Hôp.*, 31 oct. 1893.

(2) R. Condamin: *De la columnisation et du massage en gynécologie, Lyon méd.*, 1894, p. 241.

Même sujet : I. Vehbi, Th. de Lyon, 1894, Quincieu, Th. de Lyon, 1895.

imbibe les tampons diminue l'effet congestif dû à la
paramétrite postérieure. De plus, les tampons mettent un
obstacle au coït qui cause une congestion de tous les
organes sexuels.

Le tamponnement vaginal est indiqué, de même que
le massage, dans les inflammations chroniques du Douglas, lorsqu'il n'existe pas trace de pus dans ce cul-de-sac
car alors, le pus faisant effraction dans le péritoine,
pourrait provoquer une péritonite aiguë, et quand les
trompes et les ovaires sont intacts, pour la même raison.
On est vite averti, d'ailleurs, de l'inutilité de la columnisation par les douleurs qui, diminuées pendant un certain
temps, reprennent une acuité nouvelle.

Le tamponnement réussit surtout très bien quand les
adhérences sont récentes, que les ligaments de Douglas
ne sont que faiblement rétractés, que l'antécoudure n'est
que peu accusée, ou dans les cas de rétrodéviation sans
annexite. Au contraire, quand l'antéflexion est prononcée,
la columnisation est insuffisante pour amener la guérison,
et il faut, dans ce cas, rétablir la canalisation utérine par
une opération (hystéropexie). La columnisation n'est
alors qu'un traitement d'attente avant l'opération, et les
premières séances soulagent toujours les malades par le
soutien qu'elles apportent à l'utérus.

Le massage, selon la méthode de Thure-Brandt, mieux
encore que le tamponnement, rend la tonicité aux fibres
lisses contenues dans les ligaments utéro-sacrés. Il dissocie
les exsudats, les fait résorber avec rapidité, et les nombreux filets nerveux contenus dans la gangue exsudative qui
les comprimait, reviennent à leur intégrité. Le massage
pratique une sorte d'élongation de ces filets nerveux, et

c'est probablement à cette cause qu'est due la disparition des douleurs après le massage (1).

Les indications du massage sont à peu près les mêmes que celles de la columnisation, avec laquelle on l'associe d'ailleurs généralement. Le massage donne souvent dans les rétractions paramétritiques d'excellents résultats. Il conviendra surtout aux cas où une hématocèle résorbée est remplacée par des tractus fibrineux et aux cas de rétroposition du col utérin sans antécoudure bien appréciable.

Souvent la columnisation aidée du massage suffit à guérir complètement des malades atteintes de Douglassite (et nous en avons vu plusieurs exemples à la consultation gratuite du professeur Laroyenne), sous la condition expresse, toutefois, que les annexes soient intactes et que l'antécoudure ne date pas de trop longtemps.

Même avant de pratiquer la ventrofixation d'un utérus antéfléchi, il est bon de faire plusieurs séances de columnisation et de massage, afin d'allonger, d'assouplir les brides du Douglas qui ont amené l'antéflexion et de permettre de souder plus facilement l'utérus à la paroi sans exercer trop de tiraillements sur les ligaments utéro-sacrés, causes de douleurs intolérables.

De même aussi, après l'hystéropexie, quand on a négligé au cours de la laparotomie de rompre les adhérences ou qu'il s'en est formé de nouvelles, quelques séances de columnisation et de massage suffisent généralement à amener la cessation à peu près complète des douleurs.

(1) VANDERHAGHEN : *Des rétrodéviations mobiles et adhérentes.* Th. de Paris, 1894.

Lorsque le tamponnement et le massage ont amené une amélioration satisfaisante ou que la patience des malades fait défaut, on peut continuer le traitement à l'aide des pessaires, qui conviennent surtout aux cas de rétroflexion adhérente. Leur action ne porte que sur les ligaments utéro-sacrés en exerçant une élongation constante de ces ligaments qu'ont déjà assouplis le massage et le tamponnement du vagin.

La menstruation et la grossesse sont deux contre-indications à ce mode de traitement; dans ce dernier cas, l'avortement pourrait se produire.

Traitement chirurgical. — Lorsque les moyens précédemment indiqués n'ont pu amener la résorption complète des brides inflammatoires du Douglas, à cause surtout de la solidité de ces adhérences, de leur nombre ou de leur ancienneté, il est alors indiqué de rompre ces adhérences, ce que l'on peut faire, soit pendant une laparotomie, pour hystéropexie, soit par une intervention vaginale, analogue, par exemple, à celle connue sous le nom d'élytrotomie interligamentaire de Boisléux (1).

Cette opération consiste à insiser le cul-de-sac postérieur sur une longueur de quatre à cinq centimètres, dans la dépression située entre les saillies formées par les ligaments utéro-sacrés, à pénétrer avec le doigt dans la cavité de Douglas et à rompre les adhérences qui fixent le col en arrière. Cette opération, d'après l'auteur, est très bénigne, ne donne à peu près pas de sang, attendu que les vaisseaux importants se trouvent situés dans les

(1) In TH. VANDERHAGHEN : *loc. cit*

culs-de-sac latéraux et que les brides cicatricielles rompues étant bien peu vasculaires (Poirier) ne causent que peu ou point d'hémorrhagie.

Cette opération a été conseillée par son auteur pour les rétrodéviations adhérentes. Dans les rétroflexions utérines consécutives à la Douglassite, cette opération bénigne pourrait en effet être tentée, mais elle ne doit pas donner de résultats satisfaisants. En effet, les adhérences, une fois déchirées avec le doigt, s'agglutinent de nouveau par leur surface cruente lorsque la cavité de Douglas est refermée ; les douleurs ne tardent pas à redoubler d'intensité, et l'utérus n'étant pas soutenu, la rétroflexion se reproduit. De plus, la cicatrice vaginale reste souvent douloureuse, et, malgré le massage post-opératoire que conseille l'auteur, une rechute ne tarde pas à survenir.

Si l'on se décide à une intervention chirurgicale, il est préférable de pratiquer une laparatomie, au cours de laquelle on rompt les adhérences qui appliquent l'utérus sur le sacrum, et de la faire suivre d'une opération pratiquée couramment dans le service du professeur Laroyenne, l'hystéropexie abdominale antérieure dont le manuel opératoire est bien connu (1).

Cette opération est absolument indiquée dans le cas où les moyens non sanglants (massage et columnisation) n'ont point donné de résultats favorables et durables, dans l'antéflexion prononcée quand la dysménorrhée est extrême, et dans les cas, rares, de rétroflexion adhérente à la suite de Douglassite.

(1) Laroyenne : *Traitement de l'antéflexion utérine par l'hystéropexie* (Communication aux Congrès de Rome 1893, et de Lyon 1894.

R. Condamin : *De l'hystéropexie comme traitement de l'antéflexion utérine* (*Mercredi Médical*, 16 mai 1894).

L'hystéropexie agit favorablement sur les brides du Douglas et la rétraction des ligaments utéro-sacrés. En effet, l'utérus est fixé haut, son fond débordant de plusieurs centimètres la partie supérieure du pubis ; il cesse alors d'exercer, par son poids et celui de la masse intestinale qui presse sur lui, les tiraillements si douloureux qu'éprouvent les malades atteintes de Douglassite. De plus, l'hystéromètre du professeur Laroyenne, en faisant remonter l'utérus dans la cavité abdominale, tend les cordons cicatriciels qui souvent arrivent à effacer le Douglas, et facilite la rupture de ces adhérences. Si même on ne pratique pas la déchirure de celles-ci, toute cette gangue fibreuse est, pour ainsi dire, mise au repos, et les douleurs dans la station debout et pendant la marche ne tardent pas à disparaître.

L'hystéropexie agit d'une façon directe sur l'antécoudure consécutive à la Douglassite. Le fond de l'utérus étant fixé haut à la paroi abdominale antérieure, le poids de l'utérus à peu près entier et les tractions exercées par l'insertion vaginale sur le col tendent à redresser la courbure qui existait au niveau de l'isthme, et conséquemment à faire disparaître la sténose cervicale, cause de la dysménorrhée et de la stérilité. Aussi pourrait-on, à l'aide de cette opération, rendre fécond un utérus qui, par suite de Douglassite simple, était voué à une stérilité certaine ou à de précoces avortements.

Immédiatement après l'opération, on peut se rendre compte, par le toucher, que l'utérus a repris sa forme normale et que l'antécoudure a disparu. Généralement, comme on le verra dans les observations publiées à la fin de ce travail, les phénomènes douloureux ont aussi cessé.

Parfois, cependant, les douleurs, quoique sensiblement diminuées, peuvent persister ; peut-être cela tient-il à un état névropathique des malades assez accusé.

On a prétendu aussi que la grossesse, dans les cas rares où elle se produit, pouvait faire disparaître toute trace d'exsudats organisés et toute rétraction cicatricielle. Outre que les grossesses arrivent alors rarement à terme, il y a des malades atteintes de Douglassite qui, malgré des accouchements répétés, voient reparaître leurs douleurs après chaque délivrance.

OBSERVATIONS

Nous rapportons ici cinq observations de Douglassite essentielle, dont une empruntée à la thèse du Dr Bouffandeau (1), dans lesquelles l'intégrité absolue des annexes a été reconnue après laparotomie suivie d'hystéropexie. Nous ne relatons pas un grand nombre d'observations personnelles de Douglassite simple, traitées par la columnisation et le massage et dans lesquelles le diagnostic, fait par le toucher seul, pourrait être discuté.

D'ailleurs beaucoup d'observations de ce genre ont été publiées dans la thèse récente du Dr Quincieu (2) et nous dispenseront d'insister.

(1) BOUFFANDEAU : Th. Lyon, 1893.

(2) QUINCIEU : *De la columnisation et du massage en gynécologie.* Th. Lyon, 1895.

J.-B. HUSSENSTEIN.

OBSERVATION I

Douglassite essentielle. Rétroflexion très marquée. Hystéropexie.
Guérison.

D... Antoïnette, 32 ans, cultivatrice.

Réglée à 15 ans ; mariée à 22. A eu trois enfants ; le premier
est né à huit mois et ne survécut que trois semaines ; les deux
autres sont vivants. Jamais de fausse couche.

Cette femme souffre depuis sa seconde couche, c'est-à-dire
depuis six ans ; elle se leva au bout de huit jours, et ressentit
alors quelques douleurs lombaires. Faiblesse générale.

Depuis l'hiver dernier où la malade eut la grippe, son état
s'aggrava : pertes blanches abondantes, dysménorrhée ; fréquence insolite des mictions ; constipation assez marquée ;
amaigrissement ; anorexie. Cette malade ne peut marcher ni
travailler plus d'une heure ou deux sans être obligée de se
reposer. Douleurs très vives dans les reins et le bas-ventre
contre lesquelles des pessaires avaient été vainement essayés.

Elle entre à la Charité le 6 novembre 1894.

Examen. — L'utérus est en rétroflexion irréductible, retenu
par des brides sillonnant le Douglas, très douloureuses au toucher. Rien dans la région des annexes.

Opération le 10 novembre. — Hystéropexie pratiquée par
M. Condamin. Après la laparotomie, on se rend compte que la
trompe et l'ovaire des deux côtés sont sains. Il existe simple-
ment dans le cul de-sac de Douglas des brides fibreuses très
solides qui maintiennent l'utérus en rétroflexion. M. Condamin

rompt ces adhérences avec le doigt et suture l'utérus à la paroi abdominale antérieure.

29 novembre 1894. — La malade va très bien. L'utérus est haut, bien fixé. Le Douglas est libre.

10 mars 1895. — La malade est revue. Il n'existe plus de douleurs à la marche et des travaux fatiguants sont possibles. L'utérus est fixé en bonne position.

OBSERVATION II

Douglassite essentielle. Antéflexion. Hystéropexie. Guérison.

B... Marie, 27 ans, couturière.

Réglée à 14 ans 1/2 sans difficultés. Il y a un an, à la suite de fatigues, la malade ressentit de violentes douleurs dans les reins, l'hypogastre et les cuisses ; elle ne peut faire marcher sa machine à coudre pendant plus d'une heure.

La marche est très douloureuse, et les souffrances disparaissent dans le décubitus dorsal. Son état général devient de plus en plus mauvais. Douleurs continuelles dans l'abdomen, avec exacerbation pendant les quelques jours qui précèdent les règles et pendant les règles qui ne durent guère que deux jours. Peu de pertes blanches. Douleurs très vives dans les côtés quand la malade va à la selle. Constipation habituelle. Mictions fréquentes et douloureuses.

La malade entre à la Charité le 30 juillet 1894.

Examen. — Au toucher, on trouve l'utérus en antéflexion très marquée, le col attiré en arrière par de nombreuses adhérences ; le cul-de-sac de Douglas est très douloureux au toucher ; les culs-de-sac latéraux sont absolument libres, ni empâtés, ni douloureux.

Hystéropexie le 2 août 1894. — Après la laparotomie, les annexes attirées à la plaie sont reconnues saines; l'utérus est fixé à la paroi abdominale antérieure.

10 août. — La malade sort de l'hôpital. L'utérus est bien appliqué contre la paroi abdominale et en rectitude. Plus de douleurs, à part quelques tiraillements au niveau de la cicatrice abdominale.

12 février 1895. — La malade est revue; elle ne souffre plus du tout au moment de ses règles; plus de douleurs dans les reins. L'utérus est bien fixé. Les mictions sont moins fréquentes qu'auparavant et complètement indolores. Etat général excellent.

OBSERVATION III

Douglassite essentielle. — Columnisation puis hystéropexie.
Amélioration considérable.

G... Marie, 42 ans, dévideuse.

Réglée à 17 ans; depuis cette époque, les règles ont toujours été abondantes et douloureuses; elles reparaissent environ toutes les trois semaines.

Trois accouchements, il y a vingt-trois, vingt et un et dix-neuf ans. Au deuxième accouchement, présentation du siège; travail long et pénible. Depuis lors, la malade a toujours souffert du ventre, même pendant l'intervalle des règles. La marche est devenue presque impossible. Douleurs très violentes dans les reins et la région hypogastrique.

Il y a douze ans, la malade subit une opération dont elle ne peut préciser la nature. Elle fut soulagée pendant un certain temps, puis les douleurs reparurent.

Nouveau séjour à la Charité il y a deux ans, où on lui fit des cautérisations intra-utérines qui amenaient chaque fois des rémissions de deux ou trois jours. — Depuis six mois, exacerbation des douleurs abdominales ; la dysménorrhée est extrême ; elle se présente à la consultation gratuite de la Charité le 12 juillet 1894 où on lui ordonne quelques topiques sur la région hypogastrique. — Elle revient le 24 juillet ; on constate que le ventre est volumineux, douloureux à la pression. La malade marche difficilement, le corps penché en arrière. Depuis longtemps, anorexie, digestions pénibles. Seul le lait est toléré.

Examen. — Au toucher, on constate que le col est immobile, fixé en arrière par les ligaments utéro-sacrés très rétractés. Les culs-de-sac latéraux sont libres, non douloureux, tandis que la pression du doigt dans le Douglas est intolérable. On fait de la columnisation, qui soulage la malade jusqu'au mois d'octobre environ. Alors, les tampons sont mal supportés et l'on place un pessaire. L'amélioration ne fut que de courte durée. Les douleurs redoublent d'intensité et la malade entre à la Charité le 4 janvier 1895.

Opération le 6 janvier. — Hystéropexie pratiquée par M. Condamin. On trouve, après la laparotomie, les annexes intactes, mais le cul-de-sac de Douglas rempli d'adhérences, que l'on rompt avec le doigt. L'utérus est suturé à la paroi abdominale.

21 mars 1895. — L'utérus est bien appliqué contre la paroi abdominale ; le col est dirigé en arrière et mobile. Le Douglas, autrefois sillonné par de nombreuses brides, n'en présente plus trace ; il n'est plus douloureux.

25 avril. — La malade est revue ; l'utérus est gros. Les règles qui duraient autrefois huit jours ne durent que trois jour depuis l'opération. La marche est beaucoup moins douloureuse qu'auparavant ; cependant la malade ne peut encore faire aucun travail pénible.

OBSERVATION IV

Douglassite essentielle. — Rétroposition du col avec antéflexion.
Hystéropexie. — Guérison.

B... Eugénie, 27 ans, blanchisseuse.

Réglée à 13 ans; menstruation établie sans aucun malaise.
Règles bien régulières, sans douleurs. Une seule couche,
normale, après laquelle la malade se lève au bout de huit
jours.

Bien portante jusqu'à il y a huit mois. A ce moment, elle
éprouva quelques coliques légères, tantôt dans le bas-ventre,
tantôt dans les côtés, surtout quand elle portait de lourds
fardeaux ou qu'elle avait beaucoup marché. Depuis deux mois,
pertes blanches; la marche est devenue impossible. Lassi-
tude, maux de reins, douleurs hypogastriques, surtout au
moment des règles. La malade était venue aux consultations
gratuites où on lui avait placé un pessaire de Hodge qu'elle
a gardé pendant deux mois; mais de vives coliques au moment
de ses époques l'obligèrent à l'enlever.

3 mai. — Elle entre à la Charité, salle Sainte-Thérèse.

A l'examen on constate que l'utérus est en antéflexion
marquée et le col fortement tiré en arrière ; les tractions pra-
tiquées sur celui-ci sont très douloureuses. On ne sent pas de
lésions des annexes.

6 mai. — Hystéropexie par M. Condamin, qui s'assure, après
la laparotomie, que ni les trompes, ni les ovaires ne sont
malades.

18 mai. — L'utérus tient parfaitement à la paroi; il est
élevé, et ne présente aucune coudure. Les douleurs ont beau-

coup diminué et la malade, qui a eu ses règles, n'a point souffert.

24 mai. — L'utérus est parfaitement fixé; les culs-de-sac vaginaux sont libres et non douloureux.

23 juillet 1895. — La malade va bien; aucune douleur pendant les rapports. Plus de douleurs lombaires; l'utérus est en parfaite position; la marche ne provoque aucune souffrance.

OBSERVATION V

(In thèse Bouffandeau. Lyon 1893)

Rétroversion. — Epaississement du ligament utéro-sacré gauche sans salpingo-ovarite. — Hystéropexie.

Louise Did..., 38 ans, domestique, entrée à la Charité le 19 mai 1891. La malade se plaint de souffrir depuis six ans d'une vive douleur dans la région iliaque droite et dans la cuisse correspondante.

Au toucher, on trouve une rétroversion très accusée. De plus, lorsqu'on redresse l'utérus, par l'hystéromètre, on fait saillir le ligament gauche de Douglas.

La malade a déjà porté plusieurs pessaires, mais on a toujours été obligé de les enlever à cause des douleurs qu'ils occasionnaient. A son entrée dans le service, on lui place un anneau de Hodge qui n'est pas mieux toléré.

Opération le 26 mai 1891, par Goullioud. — Après l'incision du péritoine, on trouve les annexes droite et gauche parfaitement saines, mais le ligament utéro-sacré gauche est épaissi et induré.

On fait l'hystéropexie par le procédé de Laroyenne.

2 octobre 1891. — L'utérus est bien plaqué contre la paroi abdominale ; il est gros, allongé, arrive à deux travers de doigt au-dessous de l'ombilic. La cicatrice est bien solide. La malade a repris son travail, elle est très contente ; elle peut marcher quatre heures sans fatigue ; quelques troubles dyspeptiques.

17 mars 1892. — La malade va bien. Rien de sensible dans le cul-de-sac de Douglas.

CONCLUSIONS

I. — On comprend, sous le nom de Douglassite, toutes les inflammations limitées au cul-de-sac de Douglas.

Il existe une Douglassite compliquée, dans laquelle les annexes plus ou moins malades sont prolabées dans le Douglas et adhèrent aux organes qui limitent ce cul-de-sac ; puis une Douglassite, que l'on peut appeler essentielle, celle dont nous avons parlé dans ce travail, caractérisée surtout par la rétraction post-inflammatoire des ligaments utéro-sacrés, et par des brides plus ou moins nombreuses sillonnant le plancher du cul-de-sac rétro-utérin ; dans ce cas, les annexes sont absolument saines, ce que l'on a pu vérifier après la laparotomie.

Cette dernière variété de Douglassite offre plusieurs points de contact avec la paramétrite postérieure de

Schultze, mais, tandis que ce dernier terme, qui est vague, indique seulement que le tissu cellulaire para-utérin est pris, le mot de Douglassite indique mieux et d'une façon beaucoup plus précise les inflammations para et périmétritiques limitées au Douglas.

II. — Les signes physiques de cette Douglassite essentielle sont : la réplétion du Douglas par des adhérences plus ou moins résistantes ; la rétraction des ligaments utéro-sacrés avec rétroposition de l'isthme et du col, et consécutivement l'antéflexion utérine ou la rétroflexion, suivant que le corps de l'utérus est libre ou attiré dans le Douglas par les adhérences.

Les symptômes fonctionnels se manifestent par des douleurs très vives dans la région lombaire, l'hypogastre, les cuisses, douleurs exaspérées par la station debout, la marche, les fatigues ; par des troubles de la miction et de la défécation (ténesme vésical et rectal, mictions fréquentes et douloureuses), par de la dysménorrhée et de la dyspareunie.

III. — Le traitement de cette affection peut être médical (injections vaginales chaudes, laxatifs, grands lavements d'huile), puis columnisation et massage, cette dernière méthode amenant parfois la guérison et toujours une amélioration.

Si le traitement médical est insuffisant, on aura recours à la laparotomie suivie de l'hystéropexie abdominale antérieure. Cette dernière opération est celle qui donne les meilleurs résultats et amène une guérison durable aussi bien dans l'antéflexion que dans la rétroflexion utérine adhérente, qui compliquent si souvent la Douglassite.

www.ingramcontent.com/pod-product-compliance
Ingram Content Group UK Ltd.
Pitfield, Milton Keynes, MK11 3LW, UK
UKHW021010120726
13693UKWH00004B/1884